Vast in psychose

Door: Jean Demarteau

ISBN: 978-0-244-61656-4

Fantaseren, lang of voor heel even.

De tijd tikt toch.

Speel ik tikkertje met vader tijd.

Voel ik me thuis want hier is geen sleur zonder klokje aan de muur.

Van illusie tot werkelijkheid.

Je denkt geheid, als het een goed gevoel geeft, is het om het even.

Tegenovergesteld tot oneven of toch net niet wat langer.

Ik kan zelfs eeuwig in gedachten blijven stilstaan.

Maar als ik ga, ga ik elders, kom ik daar dus aan.

Zo snel kan het gaan.

Maar ook blijven want ik kan op plekken tegelijkertijd staan.

Of zie ik mezelf in verschillende tijden tegelijkertijd.

Het uurwerk telt elke seconde.

Maar het is geen uur werk, in een seconde zoveel gedacht en gedaan.

Ik heb voor elk moment de desgewenste buren.

Hun groenere gras willen zij wel delen.

De hemel beleven, door de kosmos gedreven.

Schijn ik het licht te zijn van een vallende ster.

Het hoeft niet van ver te komen want dichtbij mijzelf schrijf ik mijn eigen dagboek.

Dag boek, want ik wil leven.

Maar goedendag boek want ik geniet ervan je te lezen.

En mijn droomwereld te herbeleven.

Een leven in gedachten.

Een leven van gedachten.

De gedachten van het leven.

Zodat je dacht dat je leefde.

Gedacht dacht je dat je gedachten gingen leven.

Grijp ze, pak ze, laat ze niet alleen.

De elektrische pulsen vervliegen en ik grijp om me heen.

De gevoelens die geen gedachten worden die verwoord
kunnen worden.

Die mijn gedachten niet vast kunnen houden.

Grijp ze, pak ze.

Grijp mijn gedachten van leven die vervliegen om me
heen.

Leven van het leven stopt het denken.

Mijn gedachten stoppen als ik doe wat ik bedenk.

Ik bedenk mijn leven waar ik tijd verdenk.

Ik leef het leven zodat het leven stopt mij zijn gedachten
te geven.

Ik wil leven zodat ik me niet verdenk

Trekken, trekken, trek?
Ik kom hier aan mijn trekken
Maar trek me uit mijn bed

PLAT

Ik ben gewoon bijzonder.
Maar ook bijzonder gewoon.

Zo verzonnen, zo geronnen.

Black-out.

Alles kwijt.

De informatie bedacht en ingewonnen.

Bedenkend vergeet je wat je wel en niet kwijt wilt.

Denk en je vergeet.

Bedacht is potentieel verloren informatie.

Als ik denk aan wat ik bedacht, vergeet ik misschien weer iets anders wat ik ooit had gedacht.

Vergeten is soms beter.

Vergeet zodat je gedachten leeg zijn.

Rein zijn.

De spijt van het kwijt zijn moet je kwijt.

Dolend door je leven zodat niets verwacht wordt, de druk laag blijft maar je jezelf niet kwijtraakt.

Op zoek naar jezelf vind je delen van jezelf die je bevrijden maar raak je andere inzichten weer kwijt.

Wat is de essentie?

Het belang van het geluk waarnaar je probeert te streven.

Geluk maakt je vrij zodat geen kennis maar een gevoel je bevrijdt.

Had nooit gedacht, dat dit is bedacht.

Deze gedachten die gewoon uit het denkvermogen komen, gaan tegelijkertijd het denkvermogen te boven.

Laten we gaan naar plaatsen waar nog nooit iemand is heengegaan.

Bedacht dat gedachten wachten tot ze verwezenlijkt worden.

Zodat we op plekken komen die in onze droomwereld voorkomen.

Betweter, weet het beter.

Voor het moment beter weten maar voor de lange termijn vergeten?

Wezenlijk geraakte essentie?

Of een verwrongen dimensie?

Verwacht wat gaat gebeuren?

Maar ook werkelijkheid lijdt soms naar schijn.

Jouw werkelijkheid bestaat maar mijn gedachten staan in contrast met wat jij verwachtte.

Verschillende gedachten leiden tot verschillende werkelijkheden.

Wat is het heden?

Geïnterpreteerd hoort dat wat het nu was tot het verleden.

Maar ik blijf streven naar een gezamenlijke gedachten om in te leven.

Normaal is wat de massa denkt.
Normaal is wat men waar vindt.
Dus waar is wat de massa denkt.
En zo wordt de roddel waarheid.

Er zit geluk in andermans ongeluk.
Onderdrukkend voel ik mij verheven.
De afgunst is voor mij een gunst.
Geniet ik als jij niet genieten kunt.

Soort zoekt soort toont dat je ergens bij hoort.
Beloond met bevestiging raakt het evenwicht niet
verstoord.
Raakvlakken die overlappen tonen dat we geen
meningsverschil en contradicties willen horen maar
gezamenlijke gevoelens en gedachten ons bekoren.
Maar de vrije geest leert meer omdat elke mening een
waarheid in zich heeft.

Wat je vergeet is het onthouden niet waard.
Maar foto's zeggen mij dat het geheugen niet alles
opslaat.

Bedenkwaardig, bedacht dus heeft het waarde.

Gedachten die vanzelf komen.

Bedacht ik me wat ik hiervan zou tonen.

Bang voor veroordeling van mijn verlangens.

Maar ik bepaal welke hiervan uit gaan komen.

Contradictie in ratio en gevoel.

Maar tevens zet ik een gevoel dat ik rationeel afkeur ook recht met een ander gevoel.

Dus wat ik bedoel is dat je gevoel zegt wat je het beste kunt doen.

Het gevoel zegt het oprecht zoals het is bedoeld.

De gegeven waarschijnlijkheid.
Een gedane actie is een vaststaand feit.
Deze geeft weer een aantal mogelijkheden met zijn eigen
kans.
De vrijheid om te kiezen.
Maar in de oneindige herhaling een balans van alles met
zijn vast staande kans.

Gedacht wat niemand zien mag.

De gedachte die niet mag.

Gedwongen de verwrongen gedachten verdrongen.

Zo verzonnen, zo geronnen.

Heb je ze zo bedwongen?

Maar je dacht wat je dacht omdat elke gedachten er zijn
mag.

Geef jezelf een kans om te luisteren naar je donkere
kant.

Geheid dat deze, als je het een plek weet te geven, jou
toch nooit verleid.

Tijd heelt alle wonden?
Maar sterven kun je niet?
Kan ik naar dit toekomstige litteken kijken en denken:
zij was het niet.

Je kende mij omdat ik je vertelde.
Je kende mij zoals niemand deed.
Je kende mij omdat we van elkaar hielden.
Je kende mij want ik gaf mezelf bloot.
Zal ik ooit mezelf nog kunnen geven?
Of zit mijn ziel nu opgesloten in een dichte kooi.

Ik ben raar.

Want gewoon is de gemiddelde mening.

Met trots kan ik dus zeggen: iedereen is raar.

Dus ben ik toch gewoon normaal.

Motorboot of roeien?
De riemen die je hebt?
De plaatsing heeft ook invloed.
Maar doorgaans is de ideale plaats reeds bepaald.
Welke variabelen kunnen variëren en wat weegt waar hoe zwaar mee?
Waarop kun je invloed uitoefenen en waar bereik je het doel het beste mee?
Vergeet niet onderweg te leren voordat je keer op keer vastloopt op diezelfde manier.

Het getal 0 zit tussen plus en min.

Een overgang van positief naar negatief of andersom.

Niets is dat wat het onmogelijke benoemd.

Daar gaan we weer, heen en weer .
En nog een keer, van vooraf aan.
En nog een keer, en heen en weer, en nog een keer.
Begin achteraan, dezelfde baan.
En andersom, hetzelfde weer.
En elke keer, dan denk je weer, daar gaan we weer.
En nog een keer, weer heen en weer.
Totdat het weer, keert om een keer.
Gaat het weer, vanaf achteraan naar voren toe.
En van voren ga je weer een keer naar achteren toe.
Of keer je weer om die keer .
Totdat je eindelijk van keer op keer komt bij die laatste keer.
En dan is het weer die keer dat alles weer van vooraf aan begint maar dan niet heen en weer maar deze keer gaat het op en neer.
En weer denk je dan weer een keer: daar gaan we weer.
Omdat het leven keer op keer alleen maar rondjes draait door zichzelf heen.

Ik ben geboren in een blinde wereld.
Maar ook ik zie niet waar ik thuishoor.
Een plek op aarde die mij zou behagen?
Aldaar diezelfde vragen?
Het antwoord dat ik tijdens mijn zoektocht tegenkom.
Mijn familie is toch waar ik thuiskom.

Perfectie, het streven naar het worden van wie je denkt
te willen zijn.
Ontwikkeling van ratio en gevoel.
Zoals het is bedoeld of maar schijn?
Kom ga schaven aan maatstaven die jou opgelegd of van
jezelf zijn?
Jezelf creëren door naar een ideaalbeeld te streven
zonder jezelf te accepteren?
Je kunt meer van jezelf leren als je gewoon jezelf bent in
het heden.

Ik wil wat zeggen over wegen afleggen, bruggen
verleggen en tunnels verkennen.
Door het oog van de naald?
Of iets anders dat door het gaatje gaat.
Gepast? Of speel je door?
Afgemeten of te groot?
Maar ook het kleine moet je eren.
Minimaal tot kunst verheven.
Tot in de kern, de basis van alles.
Alles of niets? Of middelmatigheid verlangen.
Tevreden voor heel even.
Kom en neem het leven.

Het is 5 over 12 en ik ben pas net begonnen.

Maar een goed begin is het halve werk.

Dus nu nog maar gewoon een keer opnieuw proberen.

Want ik ben pas halverwege.

Dus 2 keer goed beginnen en dan is al het werk geleverd.

En ik heb het in mijn vingers maar het komt er niet uit.

Ik had dat liever nooit gedacht.
Ik had dat liever nooit geweten.
Ik had wel gedacht dat ik dat zou vergeten.
Zachtaardig in mijn kracht.
Ik wil leren te vergeven.
Ik doe alles in mijn macht om naar saamhorigheid te streven.
Want er is: zoveel te beleven, samen met zovelen.
Een hele samenleving om naar eenheid mee te streven,
En de liefde mee te delen

Het is een burgerding.

Een broodje aap of een zachtgekookt ei?

Ben je d'r bij? Of als een vogel zo vrij.

Misschien wel een kat in het nauw?

Of komt die aap uit de mauw.

Dus aap niet na.

Want de beter-koekjes worden hier gegeten.

Maak me de pis niet lauw.

Want mijn kak is ijskoud.

En eigenlijk zou niet altijd beter moeten weten.

Het is zo simpel, zo'n burgerding.

Bij het huisje, een boompje en daaronder een beestje.

Of toch een veel te grote lening?

Dus het is gewoon een burgerding in de maatschappij.

Gevangen binnen regels maar toch keuzevrij.

Ik neem je mee in mijn waan.

Waar werkelijkheid en schijn door elkaar lopen.

Daar is te hopen dat je de illusie te boven kunt komen.

Bedacht dat wanen ook kunnen uitkomen.

Want wat schijn lijkt, is voor je waarnemingsvermogen werkelijkheid.

Zie je dat of denk je wat?

Zoek je naar waarheid? Of leef je in een schijnwerkelijkheid.

Lijdt de illusie tot nieuwe ontdekkingen of ben je verrast dat je waangedachten had?

Waanzinnigheid die tot iets waanzinnigs leidt.

Toch kom je ook ergens als je alleen de weg weet naar nergens

Alsof het nooit gebeurd is.

Reizen je gedachten door de tijd.

Totdat je het weer realiseert.

Je had het je ingebeeld.

Verdrongen wat je gewoon had verzonnen.

Een schizofreen weet niet meer wat die echt heeft beleefd.

Bipolair en schizofreen.

Ja dat kan ook allentwee.

Heb je net het een.

Komt om het hoekje nummer twee.

Die slinger heen en weer.

Manisch psychotisch nog een keer.

De medicatie werkte niet.

Maar dat wist je toen nog niet.

Gedacht je was de god.

Maar je had de gekte in je kop.

Ben je eindelijk stabiel.
Voel je jezelf nog meer labiel.
Bijwerkingen die niet voor je werken.
Dan die afbouw nog een keer.
Want je wilt weer minder elke keer.
Dan begint het nog een keer.
Die slinger heen en weer.
De energie die maakt je hyper, creatief en denkt nog
dieper.
Maar dan komt die tweede val eraan.
Als je je gedachten bent aan het laten gaan.
Theorieën in je kop.
Wat is het dat er klopt?
Plannen maken, ondernemen zonder even stil te staan bij
je leven.
Ga je toch weer daar voorbij waar je zelf heel erg blij naar
toe aan het werken was.
En nu zie je het pas.
Alles zit vol gaten, die theorie die mocht niet baten en
die afbouw had je beter achterwege kunnen laten.

Ze dringen zich op in je kop.

Stemmen die denken je wat te moeten zeggen die jou eigenlijk niet goed lijken te kennen.

Respect afdwingen door je met pijn proberen te chanteren.

In een kruisverhoor, knapt er iets in je en geef je jezelf helemaal bloot.

Bemoeizuchtig op en top trekken ze negatieve gedachten uit je kop.

Sturen, manipuleren, hersenspoelen en je gedachten verstoren.

Zodat je eigen gedachtegangen inherent met de waarheid gaan lopen

karikaturen van zielen die als algoritme lijken te functioneren, lijken tevens in je eigen ziel te wonen

Ze kijken altijd met je mee en ondertussen je privé en je eigen behoeften negerend.

Ze proberen je perfect te creëren zonder je gevoelens en gedachten te accepteren.

Maar door continu met stemmen te communiceren, ga je juist achteruit in je functioneren

Ze leggen beperkingen op en dat terwijl je keuzevrijheid wil, autonomie en hen weg uit je kop

Alles moet goed en zo kom je de hele tijd in een discussie over wat is alles en wat betekent altijd.

Ondertussen maken bekenden en onbekenden gebaren waarvan jij denkt dat ze om jou draaien.

En gedachten die uit personen van je omgeving lijken te komen zorgen ervoor dat je niet meer weet waar werkelijkheid ophoudt en waanzin begint